PUBLICATIONS DU JOURNAL DES SCIENCES MÉDICALES DE LILLE.

OVARIOTOMIE

SUIVIE DE SUCCÈS.

QUELQUES REMARQUES SUR LES INDICATIONS DE L'OPÉRATION,

PAR

M. le Docteur G. EUSTACHE,

Professeur de clinique chirurgicale à la Faculté libre de médecine de Lille,
Chirurgien de l'hôpital Sainte-Eugénie,
Ancien professeur agrégé de la Faculté de médecine de Montpellier, etc., etc.

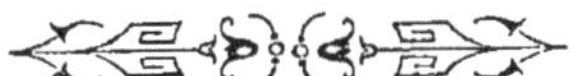

PARIS,

LIBRAIRIE J.-B. BAILLIÈRE ET FILS,

19, RUE HAUTEFEUILLE, 19

(près le boulevard Saint-Germain).

1879.

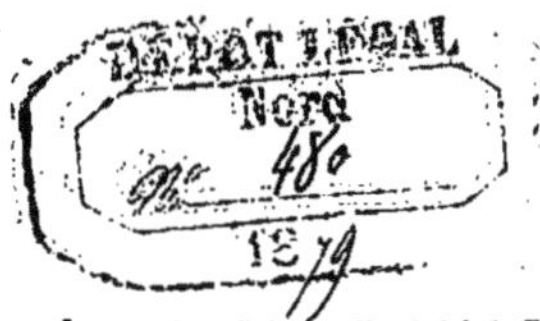

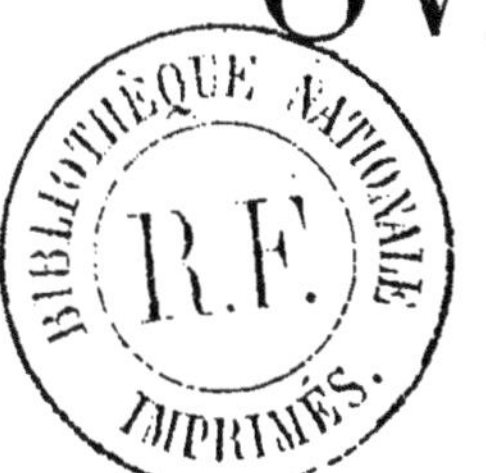

OVARIOTOMIE

SUIVIE DE SUCCÈS.

QUELQUES REMARQUES SUR LES INDICATIONS DE L'OPÉRATION,

PAR

M. LE DOCTEUR G. EUSTACHE,

Professeur de clinique chirurgicale à la Faculté libre de médecine de Lille,
Chirurgien de l'hôpital Sainte-Eugénie,
Ancien professeur agrégé de la Faculté de médecine de Montpellier, etc., etc.

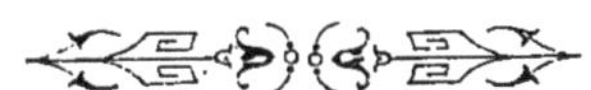

PARIS,
LIBRAIRIE J.-B. BAILLIERE ET FILS,
19, RUE HAUTEFEUILLE, 19
(près le boulevard Saint-Germain).
1879.

OVARIOTOMIE

SUIVIE DE SUCCÈS.

QUELQUES REMARQUES SUR LES INDICATIONS DE L'OPÉRATION.

Il y a deux mois à peine, nous fûmes appelés , mon collègue
M. le docteur Vanverts et moi, à voir une malade atteinte d'un
kyste ancien et volumineux de l'ovaire droit, pour lequel nous
jugeâmes qu'une seule intervention était possible : l'*ovariotomie*.
L'opération fut pratiquée le 14 mai : la guérison était assurée
20 jours après : la malade pouvait se lever et marcher.

Cette observation, intéressante à plus d'un titre, est rapportée
plus loin dans ses détails essentiels ; le lecteur pourra y
voir que l'opération fut précédée, compliquée et suivie de circons-
tances singulièrement aggravantes, qui éveillèrent chez nous les
plus vives craintes et qui méritent de fixer l'attention de tous les
praticiens, du moins de ceux qui ne reculent pas devant les difficultés et les dangers de la grande chirurgie, et surtout de la chirurgie abdominale. Sous ce rapport, sa connaissance ne peut que
servir à la cause de l'ovariotomie, cause aujourd'hui gagnée à l'é-
tranger, mais jugée avec plus d'hésitation en France.

Je me propose de développer prochainement les considérations qui dérivent des accidents particuliers et des difficultés presque insurmontables que j'ai rencontrés, et notamment de l'*ouverture de la vessie* , par suite des adhérences et des rapports anormaux (et nulle part mentionnés jusqu'ici) de cet organe avec la tumeur ovarique. Cet accident, réputé mortel et qui l'a été en effet dans presque toutes les observations pareilles que nous connaissons, n'a été chez notre malade qu'un sujet de crainte, mais nullement une source de dangers.

Nous nous plaisons à rapporter cet heureux résultat aux précautions infinies prises pendant l'opération, et dont notre récit ne peut donner qu'une faible idée, en même temps qu'au mode de pansement et aux soins consécutifs adoptés et exactement pratiqués jusqu'à la guérison complète. C'est là un nouveau point de vue qui mérite au plus haut titre des développements détaillés, et qui fera l'objet d'un mémoire spécial. Du reste, ces considérations sur les pansements à la suite des grandes opérations, et notamment sur les pansements antiseptiques, n'auraient-elles d'autre mérite que celui de l'actualité, qu'il nous semble utile de ne pas les négliger. Chaque Ecole, ou plutôt chaque chirurgien a son idée à peu près arrêtée sur ce point : nous en profiterons pour exprimer la nôtre à notre tour.

Aujourd'hui nous nous bornerons à quelques remarques sur les indications de l'ovariotomie, mises en regard du cas qui s'offrait à nous. Nos remarques seront brèves : elles ne nous en paraissent pas moins importantes.

I.

L'ovariotomie, comme chacun sait, est une opération de date toute récente ; quoique pratiquée dès le siècle dernier par Laumônier (de Rouen), elle ne fut réellement introduite dans la pratique courante qu'en 1840, il y a quarante ans à peine. Mais depuis lors elle a brillamment conquis sa place, et aujourd'hui on pourrait compter par milliers le nombre des opérations dans les divers pays.

En Amérique et en Angleterre surtout, ces opérations se sont multipliées à l'infini : nous pourrons en donner une idée en disant que M. Spencer Wells en a pratiqué plus de 800, Keith (d'Edimbourg), 230, Clay (de Manchester), 250, etc. Les chirurgiens américains ne le cèdent en rien à leurs confrères anglais. Sur le continent européen, l'ovariotomie n'a pas eu le même succès ; quelques essais infructueux, l'opposition formulée par l'Académie de médecine de Paris, telles sont les causes qui, en France, l'ont empêchée de se généraliser, et de rentrer même dans la pratique des chirurgiens les plus en renom. Pourtant M. Kœberlé (de Strasbourg) n'a pas craint de suivre l'exemple des chirurgiens anglais ; sa statistique n'est pas inférieure à la leur et elle dépasse déjà le chiffre de 290 ; celle de M. Péan (de Paris) atteint presque la centaine. Dans ces dernières années, les médecins français, à leur tour, ont tenté l'ovariotomie un plus grand nombre de fois, et avec presque autant de succès que leurs confrères d'Outre-Manche. Si cette opération reste en quelque sorte le lot de certaines personnalités chirurgicales de la capitale et de la province, il n'en est pas moins acquis aujourd'hui que l'ovariotomie peut et doit être tentée, et qu'elle peut être considérée à juste titre comme une des plus belles conquêtes de la chirurgie contemporaine.

Nous disions tout-à-l'heure que quelques essais infructueux et l'opposition formulée par l'Académie de médecine de Paris à l'aurore de la nouvelle opération, avaient empêché sa généralisation en France ; il en faut aussi accuser les innombrables contr'indications que l'on se plaisait à énumérer de tous côtés. Pendant longtemps on n'a opéré que les malades jouissant d'une bonne constitution, présentant un état général satisfaisant et pas d'affaiblissement considérable. On conviendra qu'une femme, dans de pareilles conditions, hésitera à se soumettre aux dangers d'une opération grave et pouvant être mortelle à bref délai.

Bientôt les indications tirées de l'état général ont été élargies, et on n'a pas craint d'opérer des malades très-affaiblies ; certains même ont conseillé de différer l'opération jusqu'aux dernières limites, jusqu'au moment où les accidents locaux et généraux occasionnés par le développement du kyste menacent immédiatement la vie, oubliant que l'ovariotomie, faite en dernier ressort et comme ressource ultime, risque fort de ne pas donner de résultats satisfaisants.

Il est évident que, si on ne doit point pratiquer la gastrotomie pour des kystes peu volumineux, de date toute récente, et n'entraînant pas après eux des symptômes généraux de quelque importance, on ne doit pas non plus pousser l'expectation et la temporisation jusqu'aux dernières limites. Ici, comme pour toutes les interventions chirurgicales, il y a une question de temps et d'opportunité qu'il convient de résoudre par une sage considération de tous les phénomènes relatifs à la marche de la maladie.

M. S. Duplay, dans un mémoire lu à l'Académie de médecine de Paris (séance du 30 octobre 1878), a examiné avec attention cette question importante Les conclusions auxquelles il est arrivé nous semblent devoir servir de guide en pareille circonstance. Pour lui, comme pour tout chirurgien désireux du salut de ses malades, l'ovariotomie est seulement indiquée « losrque le kyste est devenu, par son volume, un motif de gêne excessive pour les malades, ou par les accidents locaux et généraux qu'il détermine une cause imminente de danger pour la vie.» Donc l'opération sera retardée, mais moyennement.

Mais, la maladie arrivée à cette période, quelles sont les contre indications absolues à l'opération ?

Ces contre-indications peuvent être locales ou générales. Examinons d'abord les premières.

I. — *a.* Les adhérences du kyste à la paroi abdominale étaient réputées dès l'abord une complication éminemment défavorable. Aucun chirurgien ne reculerait aujourd'hui devant elles, et nous ne savons même pas si l'expérience ne permet pas de conclure que ces adhérences sont plutôt favorables que nuisibles au succès : *le péritoine pathologique ne jouissant pas de la même sensibilité et de la même susceptibilité que le péritoine normal.* L'opération én est sans doute plus longue, plus compliquée, plus difficile, mais les résultats n'en sont pas changés.

Chez notre malade, l'histoire des accidents qui ont précédé notre intervention, nous permettait d'affirmer l'existence d'adhérences pariétales; nous les supposions sans doute moins étendues et moins résistantes : l'opération en a été singulièrement allongée, le résultat n'en a pas moins été heureux : voilà donc une contre-indication qu'il convient de rayer désormais.

Les adhérences aux intestins, au foie, à l'estomac, ainsi que le prouvent beaucoup d'observations et la nôtre en particulier, et en supposant qu'il fut possible d'en affirmer l'existence avant l'ouverture de l'abdomen, ne sont plus une contre-indication.

Quant aux adhérences avec les organes du petit bassin, et principalement avec les organes urinaires, tous les auteurs s'accordent à dire qu'elles sont de la plus haute gravité, et la plupart ne sont pas éloignés de conclure qu'elles doivent contr'indiquer absolument l'opération. Nous pourrions citer des faits où la guérison a été obtenue malgré de fortes adhérences à l'utérus, et même l'ovariotomie et l'hystérotomie réunies n'ont pas empêché le succès. Simon, von Nussbaum ont pu blesser, diviser l'uretère sans amener la mort; nous avons pu nous-même diviser et ouvrir la vessie sans accidents. Ne peut-on pas tirer de ces faits que les adhérences, pour si étendues qu'elles soient, ne sauraient être une contre-indication à l'ovariotomie, si l'opération est reconnue nécessaire de par ailleurs ?

b. M. Kœberlé, dans son bel article *Ovariotomie*, du *Nouveau Dictionnaire de médecine et de chirurgie pratiques*, écrit ceci : l'ovariotomie est contre-indiquée d'une manière absolue lorsque le kyste a suppuré et qu'il existe une perforation de la vessie et de l'intestin.

Nous ne voulons pas examiner ce qu'il conviendrait de faire en présence d'une ouverture préalable de l'intestin ou de la vessie, quoique ces graves complications nous paraissent réclamer une intervention quelconque et immédiate.

Quant à la suppuration du kyste, nous croyons devoir être moins absolu que le célèbre ovariotomiste de Strasbourg. Il y a deux ans à peine, qu'une femme, atteinte de kyste de l'ovaire, se présenta dans notre service d'hôpital. Une ponction préalable (laquelle, soit dit une fois pour toutes, nous paraît devoir toujours être pratiquée), amena un liquide presque complètement purulent; nous ne crûmes pas devoir intervenir plus activement en présence de cet état de la paroi interne du kyste ; la malade succomba quelques mois après. Dans notre observation actuelle, le même phénomène se présentait : le liquide était franchement mucoso-purulent ; la poche avait suppuré, sinon en totalité, du moins en grande partie ; l'abstention était de règle d'après M. Kœberlé ; nous n'en pratiquâmes pas moins l'ovariotomie, et le résultat nous donna raison. Si donc l'on peut dire que la suppuration du kyste est une circonstance aggravante, on ne saurait prétendre qu'elle soit une contre-indication, et à plus forte raison une contre-indication absolue de l'ovariotomie.

Ce que nous venons de dire des adhérences du kyste, de la suppuration de sa cavité, peut encore s'appliquer à la plupart, sinon à tous les accidents locaux, donnés comme des contre-indications plus ou moins absolues de l'ovariotomie. Sans doute, dans tous ces cas, le pronostic en sera aggravé ; la statistique des succès particuliers de tel ou tel chirurgien pourra varier suivant qu'il aura choisi les meilleurs cas, exclu les médiocres et les mauvais ; mais le bien des malades, qui sont vouées fatalement à une mort imminente , commande de ne point s'arrêter devant ces considérations personnelles au chirurgien, et de tenter une chance de salut, que l'expérience nous montre parfaitement réalisable.

II. — *Contre-indications tirées de l'état général.* — En règle générale, on n'opérera pas une malade dont la mort est certaine à très-bref délai, et qui risque de ne pas pouvoir supporter l'ébranlement de l'opération, et de mourir sous l'influence du *shock*. Mais ici encore il importe d'examiner les causes qui ont fait naître cet état d'épuisement et de débilitation extrêmes. Si elles peuvent être rapportées au kyste lui-même, à son volume, à son ancienneté ou aux conditions locales de la tumeur, comme inflammation, suppuration, etc., ce qui précède montre suffisamment que l'opération doit être tentée.

Mais si l'état de dépérissement et de consomption est due à une affection générale, à une diathèse, certainement mortelle par elle-même, la contre-indication existe, et elle est presque absolue.

Une femme, atteinte de phthisie avancée, ne sera pas opérée : on courrait évidemment à un insuccès. M. Spencer Wells fait de la phthisie une contre-indication positive, et pourtant, dit-il : « J'ai opéré une malade dans un état très avancé de consomption pulmonaire ; elle souffrait tellement de la présence de la tumeur ovarique, et il était si urgent de la soulager que je ne crus pas devoir lui refuser le bénéfice immédiat de l'opération. Elle en éprouva, en effet, un grand soulagement, pendant le mois qui suivit l'opération, et au bout duquel elle succomba, sans que je puisse dire que la vie ait été le moins du monde abrégée par l'ovariotomie. » Mais ce n'est pas ici une indication chirurgicale ; c'est une indication vitale, en présence de laquelle chacun peut et doit agir uniquement d'après sa conscience.

La cachexie cancéreuse et la dégénération de même nature de la tumeur sont également une contre-indication absolue de l'ovariotomie : le chirurgien se contentera de pratiquer des ponctions palliatives, malgré leur grand danger en pareille circonstance. Et pourtant il existe dans la science des faits véritablement surprenants, qui excusent et légitiment même toute témérité. Le même Spencer Wells (*Med. Times and Gazette*, 29 juin 1878), enleva un kyste dont les parois étaient cancéreuses ; la récidive ne se fit qu'au bout de 11 ans, pendant lesquels la santé fut excellente.

On pourrait faire les mêmes observations à propos des lésions et de la cachexie cardiaques.

Nous arrivons enfin à une complication locale et générale à la fois, sur laquelle nous insisterons quelques instants, en raison du fait particulier dont la relation va suivre : nous voulons parler des lésions rénales de la maladie de Bright. M. Kœberlé, et bien d'autres avec lui, pensent que c'est là une contre-indication presque absolue, surtout quand l'anasarque a envahi les membres inférieurs et la paroi abdominale. Nous partageons certainement le même avis, convaincu que l'activité fonctionnelle des reins est absolument nécessaire pour amener une terminaison favorable, et en présence d'une lésion rénale confirmée et irrémédiable, nous pensons que les ponctions palliatives doivent être uniquement employées. Mais il importe encore de distinguer.

En effet, si nous nous étions guidé uniquement sur l'examen des urines, nous n'aurions pas opéré notre malade, et elle ne serait pas guérie aujourd'hui. Les urines étaient fortement albumineuses; elles renfermaient en outre des tubuli granulo-graisseux en abondance, il y avait donc lésion brightique évidente. Celle-ci était-elle susceptible de rétrocéder et de guérir même sous l'influence du changement des conditions locales et générales, ou bien était-elle irrémédiable? C'est la question que nous nous posâmes d'emblée, que l'on doit se poser toujours en pareil cas et que l'on doit chercher à résoudre, pour agir ensuite suivant la solution trouvée.

Tout le monde sait en effet que l'albuminurie peut être de cause locale, et dépendre d'un trouble de la circulation des reins, de la compression de ces organes, etc. Or, la longue existence de la tumeur, son volume excessif, l'énorme distension du ventre, le ténesme vésical et rectal, tout nous annonçait une gêne locale très-grande, qui avait amené l'œdème des membres inférieurs et pouvait aussi tenir sous sa dépendance l'albuminurie, et le commencement de désorganisation des reins. Il y avait donc à rechercher l'influence de la *décompression* sur ces organes, et c'est ce que M. Vanverts et moi décidâmes de faire, dès que nous fûmes appelés à voir la patiente. Il semblait que la présence en grand nombre des tubuli granulo-graisseux dût nous laisser peu d'espoir sous ce rapport : pourtant l'absence d'œdème de la face, la tardive apparition de l'œdème des membres inférieurs ne laissaient point que de nous encourager et nous permettaient même de prévoir un résultat favorable.

L'analyse chimique vînt confirmer nos prévisions ; 15 jours après la ponction, les urines étaient en quelque sorte méconnaissables ; elles étaient plus limpides, plus abondantes ; le dépôt était devenu presque nul et consistait plutôt en un nuage clair et transparent, qu'en un véritable sédiment blanchâtre et puriforme; l'albumine qui auparavant était en très-grande quantité, avait notablement diminué, presque complètement disparu ; les tubuli étaient très-rares : en un mot, il y avait une amélioration excessivement prononcée, presque une guérison. Non pas que cette dernière fut complète au moment où l'ovariotomie a été pratiquée, mais elle était manifestement en voie de réalisation.

La décompresston avait suffi à amener cet heureux résultat, et nous pouvions espérer que, si la gêne locale de la circulation pouvait être définitivement écartée, la lésion rénale rétrocéderait et qu'elle ne serait pas un obstacle à la guérison ; au contraire, sa disparition ne pourrait qu'utilement servir au retour de la santé.

Nous eussions voulu différer notre intervention chirurgicale et nous assurer que cette amélioration des reins persisterait, mais la reproduction rapide du liquide, le retour des accidents généraux occasionnés par la distension du ventre, la crainte d'une nouvelle poussée inflammatoire du côté du kyste, nous firent un devoir d'intervenir hâtivement.

Il est intéressant de savoir quels ont été les effets de l'opération sur l'état des urines. Voici l'analyse qui a été faite par M. J. Béchamp, le 16 juin, 32 jours après l'opération.

« L'urine est un peu pâle, très-faiblement alcaline;

« Au bout de 24 heures, il se forme un dépôt floconneux peu
» abondant; ce dépôt est formé par de rares cristaux de phosphate
» ammoniaco-magnésien, des tubuli (infiniment moins nombreux
» que lors de la première analyse avant la ponction) et des globules
» de mucus. Elle contient 1 gr. 7 d'albumine par litre. »

L'amélioration se maintient et s'accentue même de ce côté. Nous ne prétendons pas que les reins soient revenus ou reviennent entièrement l'état normal, qu'il n'y ait point de craintes à concevoir pour l'avenir et qu'il ne faille, pendant longtemps encore, exercer une exacte surveillance sur l'état fonctionnel de ces organes; mais il n'en résulte pas moins que l'opération, qui a amené la suppression radicale de la tumeur, a également amené la suppression de la cause principale de l'albuminurie, et que, sous l'un comme sous l'autre rapport, elle a été éminemment favorable.

Nous pourrions insister plus longtemps sur les indications et les contre-indications de l'ovariotomie; mais notre but n'étant que d'exprimer les quelques réflexions particulières qu'a fait naître en nous l'observation de notre malade, nous nous en tiendrons là, renvoyant pour de plus amples détails aux traités de Gynécologie, et principalement au livre de Spencer Vells, sur les *Maladies des ovaires*, à l'article de M. Kœberlé, dans le *Nouveau dictionnaire de médecine de de chirurgie pratiques*, ainsi qu'à l'intéressante communication de M. S. Duplay, à l'Académie de médecine.

Voici maintenant la relation détaillée du cas dont il s'agit.

II.

OBSERVATION.

Kyste suppuré de l'ovaire droit. — Adhérences générales. — Ouverture de la vessie : suture au catgut phéniqué. — Pansement antiseptique. — Guérison en vingt jours.

Mlle Julie P., de Saint-Pierre-lès-Calais, âgée de 43 ans, de constitution assez robuste, mais très-nerveuse, fut atteinte, il y a près de six ans, de douleurs et de gêne dans le côté droit du bas-ventre, en même temps qu'elle commença à noter dès cette époque une augmentation de volume de ce côté. La menstruation, quelque peu troublée au début de ces symptômes, redevint bientôt assez régulière et se continua presque sans dérangement jusqu'au mois de mars 1878, époque où elle cessa complètement. Pendant ces cinq ans, le ventre augmenta lentement, mais progressivement ; la tuméfaction, d'abord sensible à droite, devint peu à peu générale, et au commencement de l'année 1878, Mlle P. semblait être enceinte de neuf mois. Jusque-là les accidents furent peu considérables ; la malade éprouvait de l'anhélation par intervalles, de la gêne et de la pesanteur du côté du bas-ventre, quelques phénomènes de ténesme vésical et rectal, et surtout une constipation presque continue. A quelques reprises, elle eut de la fièvre, des

douleurs aiguës plus violentes, qui la forçaient à garder le li
pendant quelques jours. Ces accidents se calmaient spontanément
au bout de peu de temps, et la malade pouvait de nouveau vaquer
à ses occupations journalières.

Depuis un an, c'est-à-dire depuis la cessation des règles, les
symptômes sont devenus plus marqués ; le ventre augmenta de
volume progressivement, mais rapidement, et au 1ᵉʳ avril 1879, il
présentait 128 c. m. de tour ; en même temps les crises de douleurs
abdominales et de fièvre se reproduisaient plus fréquemment et
avec plus d'intensité. La respiration était de plus en plus gênée, et
bientôt la malade ne pût plus dormir que dans la position
assise et hors de son lit : les forces diminuèrent rapidement et il
survint un amaigrissement considérable, une véritable émaciation.
Les digestions étaient très-pénibles et très-difficiles : constipation
presque continue, ténesme vésical. Dès le mois de novembre
dernier, les jambes s'enflèrent, d'abord aux malléoles, bientôt sur
toute leur longueur; l'œdème avait même gagné la paroi abdominale au mois de mars 1879.

Notre excellent confrère et ami, le docteur Brégeaut, de Calais,
avait aisément reconnu la maladie dès le début, et en surveillait
avec soin le développement, combattant les diverses complications
au fur et à mesure qu'elles survenaient. Bientôt la distension du
ventre et l'aggravation des symptômes généraux furent telles
qu'une intervention active lui parut nécessaire; notre collègue, le
docteur Vanverts, fut appelé. Il confirma le diagnostic, nota avec
soin l'état général et local de la patiente, et, préoccupé surtout,
au point de vue d'une intervention future, de l'œdème des membres
inférieurs et de la paroi abdominale, fit procéder à l'examen
chimique et microscopique des urines. Celles-ci furent examinées
par M. J. Béchamp ; elles étaient troubles et laissaient un dépôt

mucoso-purulent assez abondant, elles renfermaient une très-grande quantité d'albumine précipitable par la chaleur, l'acide nitrique et l'alcool ; le dépôt contenait des globules purulents, des débris épithéliaux et enfin des tubuli granuleux en très-grand nombre : tous les signes d'une maladie de Bright à la seconde période.

C'est alors que je fus appelé à mon tour, avec mon collègue le docteur Wintrebert. Nous fûmes d'accord pour dire que les altérations de l'urine étaient en ce moment une contr'indication de l'ovariotomie, et qu'avant de songer à cette grave intervention, il convenait de s'assurer par une ponction préalable si les lésions rénales étaient profondes, irrémédiables, ou si elles dépendaient en majeure partie de la compression exercée sur ces organes par le développement exagéré de la tumeur. Une ponction préalable devait être faite ; elle nous permettrait de constater la nature du liquide, l'uni ou la multilocularité du kyste, enfin les modifications qui surviendraient sous l'influence de la décompression du côté de l'œdéme des membres inférieurs et de la composition pathologique des urines. Suivant les résultats donnés par cette première ponction, on aurait à décider ultérieurement ce qu'il conviendrait de faire ; ou simples ponctions palliatives, ou ponctions suivies d'injections iodées, ou enfin ovariotomie.

M. Vanverts pratiqua la ponction le 11 avril, sur la ligne blanche, à 10 cent. environ au-dessous de l'ombilic : elle donna issue à 15 litres d'un liquide visqueux, épais, de couleur foncée, plus ou moins analogue à du chocolat à l'eau. Les dernières parties étaient plus épaisses, blanchâtres et ressemblant presque à du pus. Ce liquide renfermait de la paralbumine et surtout de la mucine en énorme quantité, en sorte que l'analyse chimique ne put en être faite complètement. Le dépôt obtenu dans un verre égalait en hauteur le tiers de la masse : il renfermait en quantité considérable des globules granulés jaunâtres, et des globules purulents parfaitement caractérisés : en un mot, le liquide était muco-purulent, et déjà la cavité du kyste avait suppuré.

Au moment de la ponction, la circonférence du ventre atteignait 128 cent. au niveau de l'ombilic : l'évacuation ne fut pas complète, et on s'arrêta quand la circonférence était descendue à 82 cent. On put constater que le kyste était uniloculaire, qu'il ne revenait pas sur lui-même et qu'il restait flasque et mou dans toute la cavité abdominale. Notons également que ce jour-là les deux membres inférieurs étaient considérablement infiltrés et que l'œdème occupait la paroi abdominale jusqu'à l'ombilic : la suffocation était continuelle et très prononcée : le sommeil et l'appétit presque nuls, l'amaigrissement de la partie supérieure du tronc et de la face très considérable.

L'amélioration fut presque instantanée ; mais les deux jours suivants le ventre devint excessivement douloureux, avec tiraillements lombaires intenses, la fièvre très-vive et on craignit un instant une péritonite généralisée. Ces symptômes s'amendèrent quelques jours après ; le ventre cessa d'être sensible : l'œdème disparut entièrement ; les urines redevinrent limpides : l'albumine avait très-notablement diminué, les tubuli avaient disparu.

Cet état satisfaisant se maintint pendant quinze jours environ et la malade put sortir et se coucher dans son lit ; mais, avant la fin du mois d'avril, le ventre augmenta de nouveau de volume. la respiration devint gênée ; l'œdème reparut aux malléoles : les urines pourtant restaient saines et ne renfermaient plus que des traces d'albumine.

Ces symptômes s'aggravant rapidement, nous fûmes appelés avec M. Vanverts pour voir la malade le 7 mai. Le ventre avait déjà 1 mètre de circonférence ; l'anhélation était considérable et continue ; l'amaigrissement très prononcé, l'appétit et le sommeil à peu près perdus : l'œdème gagnait déjà toute la hauteur des jambes.

Le kyste de l'ovaire droit était fluctuant, paraissant adhérent à la paroi abdominale, mais libre d'adhérences en haut, en arrière et en bas ; le ténesme vésical et rectal, la constipation et la difficulté de la miction nous parurent devoir être rapportés à la compression des organes. Il n'y avait jamais eu de douleurs du côté de l'ovaire gauche, ni du côté de l'utérus, pas de leucorrhée, en sorte que nous crûmes devoir conclure que ces organes étaient sains ; nous dûmes borner là nos recherches, ne pouvant pas pratiquer le toucher vaginal et rectal.

La rapidité de reproduction du liquide, les phénomènes graves qui avaient suivi la première ponction, enfin la nature même du liquide, qui était épais, visqueux, noirâtre et purulent, nous firent successivement rejeter l'expectation qui devait amener la mort à bref délai, les ponctions palliatives et, à plus forte raison, les ponctions suivies d'injections iodées, qui n'auraient pu arriver à l'oblitération de la poche, et auraient sûrement entraîné des phénomènes soit de péritonite, soit de septicémie, rapidement mortels.

Malgré la lésion rénale, qui avait presque entièrement disparu sous l'influence de la décompression, et que, pour cette raison, nous devions supposer d'origine purement mécanique et susceptible d'une guérison complète, je fus d'avis que la seule intervention possible était l'ovariotomie. Celle-ci se ferait sans doute dans des conditions générales et locales très désavantageuses, mais il me parut que c'était le seul espoir de salut pour notre malade. Cet avis ayant été partagé par les docteurs Vanverts et Brégeaut, l'opération fut proposée et acceptée coup sur coup. Mes honorables confrères voulurent bien m'en confier la direction.

Mlle Julie P. est une personne d'une énergie morale et d'une résignation chrétienne peu communes ; ces bonnes et heureuses dispositions ne laissaient pas que de nous encourager, et nous ne craignons pas de dire que c'est à elles en partie que nous devons la marche si rapide de la convalescence. L'opération fut décidée pour le 14 mai.

Dans l'intervalle, on prépara la chambre avec toutes les précautions que nous indiquerons ailleurs, on se munit de tout ce qui est nécessaire (et la liste en est longue); la malade fut tenue à un régime aussi susbtantiel que possible (viandes roties, œufs frais, jus de viande, bordeaux); la veille elle prit 30 gr. huile de ricin, qui amenèrent trois selles dures; l'après-midi, 3 paquets de sousnitrate de bismuth de un gramme chaque; enfin le matin même de l'opération, 1 lavement simple (suivi d'une selle liquide), et un potage vers 7 heures du matin. — J'avais eu le soin dans la matinée de tout préparer convenablement; tous les instruments qui devaient nous servir furent laissés pendant deux heures dans une solution phéniquée forte (5 p. 100), il en fut de même pour les éponges (au triage desquelles on ne saurait apporter trop de soin), pour les serviettes neuves, et les petits carrés de flanelle destinés à être appliqués sur les lèvres de l'incision et sur les anses intestinales, si elles venaient à faire hernie; enfin, pour éviter tout contact irritant ou impur, je m'étais procuré 40 litres d'eau distillée et 40 litres d'eau de citerne filtrée, qui furent consommés presque entièrement. Je décrirai plus tard tous ces soins préliminaires, que leur nombre et leur minutie ne sauraient faire négliger, et qui sont absolument nécessaires pour le succès.

Je m'étais également assuré de l'excellence et de la pureté des diverses substances que je devais employer, précautions également indispensables ; ainsi, par exemple, le sommeil chloroformique a pu être prolongé pendant deux heures et demie consécutives, sans le moindre accident ni pendant ni après l'opération. Il est vrai que mon habile collègue, M. Demandre, n'avait pas craint de le purifier jusqu'à 4 fois, et que son administration était confiée aux mains expérimentées du docteur Wintrebert.

L'opération commença à 11 heures du matin, le 14 mai. J'étais assisté par M. le docteur Brégeaut, de Calais, mes collègues les docteurs Vanverts, Wintrebert et Domec et par M. Rome, interne de l'hôpital Ste-Eugénie : en tout 5 assistants qui sont indispensables, et dont le rôle et la place seront indiqués plus tard.

OPÉRATION.—Dès que la malade fut chloroformisée, je la sonde, et fais immédiatement l'incision abdominale. Celle-ci a une étendue de 12 centimètres, partant à 10 cent. au-dessus de la symphise du pubis pour aller jusqu'à 5 cent. environ de l'ombilic. Elle est pratiquée exactement sur la ligne médiane : la peau, le tissu cellulaire sous-cutané et la ligne blanche successivement incisés, et l'hémorrhagie arrêtée par l'application de cinq pinces à forcipressures, que nous pûmes enlever quelque temps après. — Pulvérisation phéniquée.

J'incise successivement sur la sonde cannelée une première, puis une seconde couche de tissu cellulaire péritonéal ; le kyste étant encore recouvert, je soulève une troisième couche vers la la partie moyenne de l'incision, et après avoir passé la sonde cannelée, je parviens à découvrir la face antérieure du kyste qui est adhérent dans toute l'étendue de l'incision. A ce moment, par l'extrémité inférieure de l'incision que je venais de faire et qui se trouvait par conséquent à **12** ou **15** cent. au-dessus de la symphise du pubis, il sort une petite quantité de liquide citrin, qui est rapidement épongé, et que je crois être, ainsi que tous les assistants, du liquide ascitique.

Je décolle à l'aide des doigts et de la sonde cannelée, les adhérences qui recouvrent la face antérieure du kyste au pourtour de l'incision, et recommandant à **M.** Vanverts, qui avait ses mains appliquées de chaque côté du ventre et maintenait ainsi les lèvres de la plaie écartées, d'exercer une pression méthodique pour suivre la déplétion progressive du kyste, je plonge le gros trocart de Kœberlé dans la poche, en l'enfonçant de 12 centimètres environ. Le kyste fut vidé rapidement (**12** litres); il s'affaissa peu à peu, mais sans se porter en avant; les adhérences étaient complètes sur toute la face antérieure. Après avoir saisi avec des pinces à griffes les bords de l'ouverture faite par le trocart, et les avoir fixés aux crochets qui sont montés sur l'instrument, j'arrive à vider presque entièrement le kyste, sans qu'aucune parcelle de liquide s'épanche dans l'abdomen.

Une fois ce résultat obtenu, je saisis la portion denudée du kyste avec des pinces à griffes pour l'attirer au dehors, pendant que des pressions méthodiques sont exercées sur la paroi abdominale et que des éponges sèches sont placées à la partie inférieure de l'incision et fréquemment changées. Avant de plonger mes doigts dans l'abdomen, je les lave soigneusement avec de l'eau phéniquée (précaution qui fut prise, du reste, un grand nombre de fois par moi et par les assistants, pendant toute la durée de l'opération, en sorte que nous agissions toujours dans *le plus grand état de propreté*).

Grâce aux tractions exercées sur le trocart et sur les pinces, une petite portion du kyste fut amenée entre les lèvres de la plaie ;

mais ce mouvement fut très-limité et je dus procéder à la destruction des adhérences ; celles-ci étaient absolument générales et très-
résistantes sur toute la face postérieure de la paroi abdominale ;
avec les doigts et la spatule de Charrière, je parvins peu à peu
à les détruire dans une grande étendue et à amener la face antérieure du kyste au dehors.

Je retirai alors la canule du trocart, et la remplaçai par des
pinces à arrêt à mors plats de Nélaton, qui oblitéraient l'ouverture
et me servaient à exercer de nouvelles tractions ; les pinces à
griffes furent successivement changées de place et reportées
en arrière à mesure qu'une nouvelle partie du kyste était détachée
et découverte : la cavité de l'abdomen fut ainsi maintenue exactement fermée pendant tout le temps.

La lenteur et les précautions avec lesquelles furent détruites les
adhérences pariétales firent que nous n'eûmes pas d'hémorrhagie,
mais seulement un léger suintement sanguin qui était épongé
peu à peu. Au-dessus de l'ombilic, les adhérences persis-
taient et je dus prolonger en haut mon incision jusqu'à 1 cent.
environ au-dessous de la cicatrice ombilicale, ce qui fut fait rapidement avec des ciseaux : l'hémorrhagie arrêtée incontinent par
l'application de quelques pinces hémostatiques : mon incision avait
alors 20 ou 22 centimètres environ.

Avec les doigts et la spatule, je décolle peu à peu les adhérences
en ayant bien soin de raser la surface du kyste, et j'arrive jusque
sous les fausses côtes ; les adhérences avec le foie, heureusement peu
résistantes, furent aisément détruites, presque sans suintement sanguin ; mais, arrivé sur la ligne médiane en haut, je sens une bride
large et peu épaisse qui me parut descendre de l'estomac ou du
colon transverse sur la face antérieure du kyste, avec laquelle elle
se confondait.

J'étais sur le point de prolonger mon incision jusque dans la région épigastrique ; mais grâce aux tractions exercées sur de nouvelles pinces à griffes placées plus haut que les précédentes, je parvins à attirer un peu en bas ces adhérences et je pus voir que cette bride était formée par le grand épiploon dont le bord inférieur se confondait entièrement avec la poche kystique. Passant mon doigt sous le bord gauche de cette bride épiploïque qui avait 5 cent. de large, je la décolle par sa face postérieure et j'en opère la section au ras du kyste, après avoir appliqué au préalable trois pinces à forcipressure qui empêchèrent toute hémorrhagie. Une fois ce résultat obtenu, je saisis toute la largeur de l'épiploon avec une pince en T et je continue la destruction des adhérences qui étaient aussi générales, mais moins résistantes toutefois, que celles de la paroi abdominale.

Bientôt je décolle et amène au dehors toute la moitié gauche et supérieure ; à ce niveau la tumeur était presque confondue avec une anse de l'intestin grêle qui vint faire hernie au-dehors, mais qui fut rapidement maintenue en place par des petits carrés de flanelle mouillée. A ce moment, je fais cesser les pulvérisations.

Les adhérences furent successivement détruites avec d'autres anses intestinales, avec le colon ascendant et transverse. Enfin nous finîmes par trouver une portion libre en arrière et à droite du côté de la partie interne de la fosse iliaque et le kyste fut tout entier amené au dehors. Cette partie de l'opération avait duré une heure un quart. Aucune ligature ne fut nécessaire, et aucune trace ni de liquide kystique, ni de sang ne s'étaient épanchée dans l'abdomen.

Le pédicule était long et vint dépasser le niveau de la plaie : il avait cinq centimètres de large, mais peu épais : l'aileron de la trompe était entièrement confondu avec lui. Je porte immédiatement

autour de lui une ligature de fort fil de fer recuit avec le serre-
nœud de Kœberlé ; grâce à la longueur du pédicule, ce temps fut
très-facile et fait très-rapidement. Par-dessous cette ligature, j'en
place une autre avec un fort cordonnet de soie, très-énergiquement
serrée et je sectionne la poche 2 centimètres au-dessus. Dans ce
temps la trompe fut sectionnée à part, au voisinage de son insertion
à l'utérus, et vint ballotter en avant du pédicule : une ligature
isolée fut placée sur elle.

Je m'assure immédiatement de l'état de l'utérus et de l'ovaire
gauche, en passant le doigt en dedans : l'un et l'autre de ces
organes sont sains et même de très petit volume.

Toutes les pinces à forcipressure qui restaient étant successivement enlevées, je reviens immédiatement en haut : l'épiploon donnait encore un peu de sang : je fais à son extrémité deux ligatures
au catgut (n° 2) et je sectionne immédiatement au-dessous. Un fil
de chacune de ces ligatures est laissé, et je peux amener ainsi les
deux bouts ligaturés en contact avec l'extrémité supérieure de l'incision, l'un à droite, l'autre à gauche.

La toilette du péritoine est immédiatement commencée avec des
éponges fines, des morceaux de flanelle neuve et des serviettes en
tissu-éponge. Elle fut très-facile et très courte dans la partie supérieure où rien n'avait pénétré. En bas elle fut plus longue : nos
éponges et nos serviettes, plongées dans la cavité du petit bassin,
revenaient toujours mouillées de liquide sanguinolent, par intervalles de liquide tout à fait citrin.

En regardant en avant et en dedans du pédicule, je vois alors
une petite ouverture oblongue de 2 cent. environ, située en dedans
et en avant du pédicule contre la face postérieure de la symphise
et paraissant indépendante de la grande cavité du péritoine que
nous épongions avec soin depuis plus de dix minutes ; il me parut

que cette ouverture donnait issue à du liquide transparent, qui se versait dans le péritoine, et c'est alors que j'eus l'idée que je pouvais avoir affaire à une ouverture de la vessie; j'introduis immédiatement mon doigt dans cette petite ouverture et j'arrive dans une cavité isolée du péritoine; et appliquée immédiatement en arrière de la symphise. Une sonde rapidement passée par le canal de l'urèthre achève de me convaincre, j'étais bien dans la vessie ; l'ouverture de cet organe avait été faite lors du premier temps de l'opération. Sans hésiter aucunement, je fais immédiatement la suture de la vessie avec une fine aiguille de Sims, armée de fil de catgut N° 0 ; trois points de suture traversant toute l'épaisseur des parois de l'organe, y compris 1 ou 2 millimètres du bord de la muqueuse, furent rapidement placés ; ces sutures modérément serrées affrontaient exactement les bords, les chefs des fils furent coupés ras du nœud ; et l'organe abandonné à lui-même derrière la paroi abdominale : la sonde fut laissée à demeure.

Je reprends immédiatement la toilette du péritoine qui fut achevée au bout de cinq minutes : les culs-de-sac antérieur et postérieur soigneusement épongés et appropriés : l'abdomen pressé méthodiquement sur toute sa surface, de façon à le maintenir soigneusement aplati et fermé : je procède à la suture de la paroi abdominale en allant de haut en bas. A partir de ce moment, les pulvérisations phéniquées furent reprises et continuées jusqu'à la fin du pansement.

La suture de la paroi abdominale fut faite sur deux plans : un plan profond avec des fils d'argent, un plan superficiel avec des fils de soie.

Les points de suture profonds, placés à 3 centimètres environ l'un de l'autre, comprenaient *les tissus de la ligne blanche et le péritoine*: ils furent au nombre de cinq et amenèrent un affrontement exact de la plaie jusqu'à un centimètre du pédicule engagé dans la partie inférieure. Entre l'extrémité supérieure de l'incision et le premier point de suture, furent engagées les deux ligatures de l'épiploon, maintenues de telle façon, que le nœud de la ligature venait s'appliquer antre les lèvres du péritoine. A la partie inférieure un espace d'environ 3 cent. fut laissé entièrement sans suture. Cet espace était rempli par le pédicule : le serre-nœud fut enlevé, la ligature métallique également, et je ne laissais que la ligature de soie : le niveau de cette ligature affleurait à la surface de la peau.

Afin de prévenir toute rétraction et tout enfoncement ultérieur , sans toutefois déterminer de tiraillements ni d'étranglements de ces parties, je passais une petite broche en acier recourbée, dans la portion du pédicule située en avant de la ligature, broche que je dirigeai transversalement, en la faisant appuyer de chaque côté sur la peau, dont elle était séparée par un petit tampon de charpie phéniquée . Deux petits tubes à drainage furent placés, l'un en-dessus, l'autre au-dessous du pédicule, enfoncés jusqu'au niveau du péritoine , de façon à permettre le libre écoulement des liquides formés dans les culs-de-sac antérieur et postérieur.

Les choses étant ainsi disposées, les fils métalliques serrés, leurs extrémités tordues et coupées à 2 cent. de long et dirigées directement en avant, j'applique six points de suture superficielle ne comprenant que la peau : les extrémités tordues des fils métalliques sortaient dans l'intervalle des sutures cutanées. La suture du dernier fil cutané était très-rapproché du pédicule, qu'il étranglait presque, ainsi que le drain qui lui était superposé.

Je presse de nouveau sur le ventre pour comprimer tout le liquide qui avait pu se former pendant ce temps, et après avoir bien essuyé les parties avec des éponges imbibées d'eau phéniquée, je fais le pansement qui consiste en une bande de *protective*, mouillée dans de l'eau phéniquée, par dessus une couche de gaze phéniquée également mouillée, puis plusieurs couches de gaze, et enfin une bande de *mackintosch*. La pulvérisation n'est cessée qu'une fois toutes les parties blessées exactement recouvertes.

Plusieurs couches d'ouate fine sont placées successivement de chaque côté du ventre, de façon à exercer une compression méthodique et élastique, et enfin une ceinture de flanelle modérément serrée maintient le tout. La sonde est enlevée un instant, nettoyée et remise en place : le lit nettoyé et arrangé ; des boules d'eau chaude placées de chaque côté du corps. La malade se réveille, l'opération étant complètement finie : elle avait duré 2 heures 35 minutes.

Il n'y eut pas de douleurs abdominales ni de nausées ; le pouls resta excessivement fréquent et très-petit (140 puls.) pendant toute la journée ; la soif, très-vive, était calmée avec des morceaux de glace, en recommandant bien à la malade de ne pas avaler ; la sonde, exactement surveillée, laissait écouler de l'urine teintée de sang les deux premières heures, mais qui devint et resta claire et parfaitement limpide à dater de 4 heures de l'après-midi.

A 6 heures, bouillon gras et quelques cuillerées de vin de Bordeaux.

La nuit fut peu agitée, mais sans sommeil. T. 39°2.

Le lendemain matin, état général satisfaisant ; peau chaude. T. 39°. Pouls très-fréquent et petit, 130 pulsations. Face reposée : pas de douleurs abdominales. Le pansement fut refait avec les mêmes précautions : le ventre était souple, sans tympanisme ni endolorissement ; les bords de la plaie étaient déjà agglutinés ; les drains donnaient un léger écoulement de sanie sanguinolente. Les urines allaient très-bien.

La journée du 15 se passa bien : la soif restait excessive , le pouls très-fréquent , mais sans douleurs ni nausées. La nuit fut un peu meilleure ; la malade prenait quelques cuillerées de bouillon toutes les 3 heures.

Le 16 , même état.

Le 17 , le pouls n'était plus qu'à 110-115 ; la soif moins vive ; la température à 38° ; l'état général très satisfaisant ; pas de douleurs abdominales , ni de tympanisme ; la plaie réunie dans toute la hauteur de la suture cutanée ; les drains laissaient écouler un peu de sanie noirâtre : le pédicule se flétrissait et tendait à s'enfoncer ; mais il était retenu par la broche en fer qui le maintint toujours en rapport avec l'épaisseur de la paroi abdominale. Le pansement de Lister était fait tous les matins avec les mêmes soins et les mêmes précautions que le premier jour.

Le 18 , état général excellent : un peu de sommeil ; la malade réclame des aliments : on prescrit du potage et du vin ; quelques douleurs abdominales profondes avec un peu de ténesme : on donne un lavement huileux, répété le lendemain matin et qui n'amène pas de selle. Les urines coulent toujours limpides ; la sonde est maintenue à demeure.

Le 19 , rien de particulier.

Le 20 , la malade a la figure reposée : elle n'accuse aucune douleur ; les nuits se passent assez bien, avec des intervalles de sommeil d'un quart d'heure environ ; les urines coulent librement, grâce à la sonde à demeure, lavée et changée de temps en temps : la plaie est réunie sur toute la partie suturée ; le pédicule est flétri et devient noirâtre : les ligatures du mésentère se détachent spontanément sans donner issue à du pus ; les drains laissent écouler de la sanie noirâtre et fortement odorante. Le ventre est souple et indolore.

J'enlève les points de suture cutanés ; je sors les drains que je remplace en les enfonçant moins profondément ; avant de refaire le pansement, j'applique de chaque côté de l'abdomen des bandelettes collodionnées, dans l'intervalle desquelles j'engage des cordonnets s'envisageant à droite et à gauche, de façon à pouvoir resserrer les bords de la plaie en exerçant une traction éloignée sur toute la paroi abdominale. Une cuillerée d'huile de ricin sera donnée le soir et répétée le lendemain matin, s'il y a lieu. Pouls 108. T. 27°2. Pas de soif.

Le 21, il y eut trois selles assez douloureuses et accompagnées de l'expulsion de matières dures et moulées, avec sensation de pesanteur et de cuisson à l'anus.

Le 22, un lavement fut administré qui amena encore des selles dures ; le ténesme devint plus considérable, avec sensation de brulûre au fondement et douleurs dans le ventre, qui déterminèrent un état de malaise très-considérable.

Le 23, cet état s'était calmé sous l'influence de l'expulsion de matières très-dures ; le pouls était à 104, la température à 37°. Les urines étant parfaitement limpides, j'enlève la sonde, en recommandant à la malade d'uriner toutes les 3 heures, ou bien de se faire sonder dans cette limite de temps. J'enlève également la broche qui soutenait le pédicule et je n'enfonce les drains que très-peu, juste au-dessus de la ligature du pédicule. Celui-ci était noir, putrilagineux, et donnait lieu à un écoulement fétide pour lequel je recommande de changer 2 ou 3 fois par jour la charpie que l'on mettait dessus.

Les 24, 25, 26, état de plus en plus satisfaisant ; l'appétit est très-bon, les nuits sont entremêlées de petits sommeils réparateurs ; pas de douleurs abdominales ni de météorisme. Le pédicule se détache en partie : la cicatrisation s'avance des deux côtés en bas et en haut.

Le 27, les drains sont enlevés, et je me contente de mettre un petit tampon de charpie phéniquée que l'on changera deux fois par jour. Le soir, une cuillerée d'huile de ricin. Régime à volonté. Quelques cuillerées de sirop de morphine pendant la nuit.

Le 28, selles abondantes, formées de matières dures et concrètes, une véritable débâcle intestinale qui amène un peu d'affaissement de courte duré. La ligature de la trompe se détache.

Le 30, état excellent ; le pédicule se détache en entier ; le fond de la plaie est rouge et bourgeonnant ; la ligature est encore adhérente.

Le 1er juin, la malade est levée de son lit et portée dans une chaise longue. Pouls 80. Temp. 36-8. La ligature du pédicule vient toute seulé.

Enfin, le 5 juin, les forces sont revenues ; l'appétit est excellent ; le sommeil à peu près normal, le ventre est souple et indolore, la plaie est remontée et ne correspond plus qu'à la peau, elle a une étendue d'un centimètre carré à peine. J'en touche la surface avec le crayon de nitrate d'argent ; pansement simple.

C'était le 21e jour, heure par heure, j'ordonnai à la malade de s'habiller et de se lever, ce qu'elle put faire immédiatement. Elle marcha pendant plus d'une heure sans fatigue et sans douleur, et resta assise sur son fauteuil pendant 4 heures consécutives.

Pendant la semaine qui suivit, les forces revinrent, et elle devait faire sa première sortie le 12 juin ; elle commit l'imprudence ce jour-là de se lever à 4 heures du matin pour remplir ses devoirs religieux, et de rester debout jusqu'à 7 heures du soir. L'après-midi, éprouvant un peu d'oppression, elle s'assit devant une fenêtre ouverte par un temps de violent orage ; le soir elle était oppressée, avait de la fièvre ; le côté gauche de la poitrine était rempli de râles sous-crépitants. Une potion tonique (quinquina, alcoolature d'aconit et sirop d'éther), trois vésicatoires appliqués coup sur coup, ont eu assez aisément raison de ces symptômes.

Le 16 juin elle pouvait se lever de nouveau ; enfin le 26 juin elle a pu sans aucun inconvénient faire sa première sortie. Depuis lors, tout va pour le mieux (14 juillet).

———

Tel est le résumé fidèle de notre opération. Ainsi que nous le disions plus haut, plusieurs points d'un très-haut intérêt peuvent être soulevés à propos de cette observation : la lésion de la vessie mérite surtout une attention spéciale. Nous n'avons fait qu'énoncer aujourd'hui quelques considérations générales, nous y reviendrons prochainement.

DESCRIPTION DE LA TUMEUR.

Tumeur kystique volumineuse, à forme ovoïde, dont le grand diamètre est dirigé transversalemeut, la grosse extrémité à droite, la petite extrémité allongée et presque conique à gauche : diamètre transversal 40 cent., vertical 32, circonférence 75 c. m. La surface extérieure est lisse, mais recouverte de débris de fausses membranes déchirées, le feuillet épithalial n'est entièrement à nu qu'en arrière et en bas sur une étendue de 6 à 8 c. m. carrés. A la partie antérieure et supérieure flotte un débris d'épiploon, dont l'extrémité est confondu avec la paroi kystique. Au sommet de la tubérosité droite, on voit le pavillon de la trompe et une portion de ce conduit (4 c. m. environ) qui ont été simultanément enlevées. Distendue par de l'eau, la tumeur en contient 17 litres.

Les parois sont épaisses et résistantes.

La cavité intérieure est unique, mais elle est parcourue par des cloisons incomplètes, dont quelques-unes font une saillie de plusieurs centimètres. A la rencontre de la plupart de ces cloisons avec la paroi du kyste, existent de petites cavités closes de la grosseur d'une noisette à celle d'un gros œuf de poule, et renfermant un liquide filant et mucilagineux. D'autres petites tumeurs presque translucides sont disséminées sur divers points de la paroi du grand kyste, et principalement à la partie inférieure au voisinage de la section du pédicule, où il en existe une douzaine groupées l'une contre l'autre.

En résumé : dégénération kystique de tout l'ovaire droit, dont la trame a été distendue et dissociée par le développement prépondérant de l'un de ces kystes, qui a ainsi empêché la formation d'une tumeur franchement polikystique ou multiloculaire.

PRINCIPAUX TRAVAUX DU MÊME AUTEUR :

1º Étude clinique sur la fièvre traumatique (*Thèse inaugurale*). — Montpellier, décembre 1868.

2º La voix, la parole et leurs organes. In-8º, 120 pages. — Libr. Coulet, Montpellier, 1869.

3º De l'influence des travaux modernes sur la connaissance et le traitement des maladies virulentes (*Thèse d'agrégation*, 1872).

4º Recherches expérimentales sur le mode d'action des eaux minérales (*Montpellier médical*, juillet 1874).

5º Contribution à l'étude et au traitement de la stérilité chez la femme (Extrait des *Annales de Gynécologie*). — Paris, Lauwereyns, 1875.

6º Mémoire sur les kystes du vagin (Extrait des *Archives de Tocologie*). — Paris, A. Delahaye, 1878.

7º Étude sur la périnéoraphie pratiquée immédiatement après l'accouchement (avec *gravures*). — Paris, A. Delahaye, 1878.

8º Des luxations sous-astragaliennes ; observation et réflexions. (Extrait des *Archives générales de Médecine*, novembre 1878).

9º Études tératologiques. — Mémoire sur un fœtus dérencéphale (de la famille des Anencéphaliens), avec *planche*. — Paris, J.-B. Baillière et fils, 1879.

10º L'opération césarienne aux États-Unis ; étude analytique de cent observations (1822 à 1878) ; traduit et annoté par le Dʳ G. Eustache. — Paris, V.-A. Delahaye et Cⁱᵉ, 1879.

LILLE. — IMPRIMERIE L. DANEL.

9 782019 253943